鍼灸手技療法の
アイデンティティー

長尾榮一

社会福祉法人桜雲会点字出版部

【前書き】

　本書は平成21年度東京都盲人福祉協会のブロック別研修会において著者が話した講演を原稿に直したものです。

　講演後修正や校正の手を加えましたが、話し言葉も混じって読みにくかったり、理解しにくい部分もあろうと思います。ご容赦ください。

　目次は読者の便宜のためあとでつけたものですから不適切なところもあります。

　内容には著者の最近の東洋医学、鍼灸や手技療法についての考え方が率直に述べられています。鍼灸や手技療法の臨床家の参考になれば幸いです。

著者

【目　次】

前書き	1
1　はじめに	3
2　東洋医学の特徴	8
3　東洋医学の症状の捉え方	15
4　鍼、灸、手技の違い	18
5　杉山流の鍼の基本20術	20
6　筆者の基本手技の分類法	26
7　刺入度と刺激頻度	30
8　鍼、灸、手技の作用	35
9　『霊枢、官鍼篇』の興味深い記述	39
10　心構え	41
著者略歴	42
著者の最近の著書	43

【1　はじめに】

　アイデンティティー（identity）という言葉には、「時間的・空間的に一貫して存在する認識を持ち、他者からは同一性（独自の性質や特徴）を持つと認められるもの」という哲学的解釈があります。鍼灸手技の同一性、すなわちアイデンティティーは「手で体を癒す物理的方法」です。これは「医療」であり、「病を治すこと、医術、医療（medical treatment）」の一つです。昔からとかく「鍼灸が上で手技が下」とされていますが、筆者はこの３療法は医療という観点から「同一」であると考えています。昭和の初め、石川県の三谷復二郎氏（1893〜1967）が「三療」という言葉を作り、京都ライトハウスから「三療医界」という点字雑誌も長年発行されていました。筆者は「３療法」を「三療」とした点で好ましくは思っていない言葉です。

　日本で一番最初に法律として作られたのが701年、大宝元年の「大宝律令」です。このなかに医学関係のことを定めた「医疾令」という規則があるのですが、それに大学の制度が書いてあります。それによると、くすし（薬師、内科のこと）の科と鍼科は修

業年限が7年とされたのに対して按摩科は3年でした。按摩科はいわゆる按摩だけではなく、骨接ぎや脱臼など整形外科の内容も含まれています。按摩という言葉は中国語で、日本より進んだ手技療法が中国から入ってきたわけですけれど、それまで日本にもそれなりの手技療法がなかったわけではありません。手で体を治すというのは全世界のどこの人間でもみんなやっていたのですから、日本にもないはずがないのです。日本の言葉の語源を調べていきますと、「揉む」とか「撫でる」といったような言葉は大昔から使っていました。体のどこかがおかしければ「手当て」という言葉のとおりそこへ手を当てます。動物だって、痛いところを舐めたり撫でたり、あるいは背中の場合なら足で撫でるというか足で掻くということをやっているわけです。このように手でやることだって病気を治すことなのですから、古来から現代まで続いている上下関係はないのだと筆者は思っています。

　体のどこにも違和感がないのに、撫でたり、揉んだり、叩いたり、押したりすれば快感を感じるから手技をやるといったのが「慰安按摩」であり、医療ではありません。しかし、たとえそうでも、もしそれでどこか気持ちの悪いところが治ったとすれば、

やはりそれも「治療」であると筆者は考えます。

　病気の定義についてお話しします。病気とは、「生物の全身または一部の生理的な状態に異常（逸脱）をきたし、正常な機能が営めなくなり、いろいろな苦痛を訴えるようになる現象」をいいます。人間だけが病気になるわけではありません。全てのもの、それこそ植物にも病気はあります。直接には苦痛を訴えてはきませんが、枝が折れ曲がったり葉っぱが丸まったりなどはします。動物だとじっとして自然治癒を待ったり、普段食べない草を食べて吐いたり、下したりするようです。
　病気をどう捉えるかは、東西医学で違います。

　東洋の医学では、病気を症状で捉えています。症状を捉えて症状を治療し、楽にして自然治癒を待つのです。これが、東洋医学における治療です。
　西洋はどうか。実は、西洋でもそうだったんですよ。古代ギリシャにヒポクラテス（Hippocrates、BC460～375）が現れた紀元前4、5世紀頃に体系を整え、ルネッサンス全盛の1500年代まで続いた四原液（血液、粘液、黄胆汁、黒胆汁）の液体病理説でも体の症状を捉えて症状を治すということが医学の

本質でありました。そういう意味では、東洋医学でも西洋医学でも同じだったんです。

　ルネッサンス（renaissance）は文芸復興とも訳されますが、中世のキリスト教の神中心の文化が13〜16世紀にかけて人間中心の人文主義の思想や芸術に変わってきた文化運動です。イタリアに始まり全ヨーロッパに広がりました。東洋ではルネッサンスはなかったので、中世の封建制から急に西洋近代文化、文明が入ってくることになります。しかし、日本では江戸時代がややルネッサンスに近い文化の変化を起こしました。幕藩体制、武家政治、武家文化ではありましたが、歌舞伎その他町人文化が花咲き、鎖国をしてはいましたが、西洋文化が少しずつは浸透してきていたのが、中国とは違うところです。

　ルネッサンスを迎えるとヨーロッパでは中世のうちに発達した鉛を金に換える錬金術から化学（ばけ）が生まれ薬物学、薬理学に発展していきます。また、ポーランドの聖職者で天文学者のコペルニクス（Copernicus、1473〜1543）がそれまでの地球中心の天動説を覆し、太陽中心の地球が太陽を回る地動説を発表し、さらにイギリスのニュートン（Newton、1642〜1727）は万有引力の法則などを発見し、数学や物理学が進歩することになりました。こうして、

物事を分析して考える自然科学（science）ができあがってきました。

医学でも解剖学、生理学、病理学、細菌学など基礎科学を利用しながら、基礎医学が発達し、それらを用い、実験を行って臨床医学も進んできました。こうして、体の構造や機能を分析していって、病気の原因を追求するようになってきたのです。そして、解った原因を取り除こうという「原因療法」が誕生してきたのが近代西洋医学の歴史でした。

病気の原因がつかめないときは、病変（病気を起こしている組織）とその状態から病気を捉え、病変を起こしたからくりを除くことにしました。

近代臨床医学が特に発達しだすのは19世紀後半、日本では明治時代以後です。フランスのパストゥール（Pastuer、1822～1895）やドイツのコッホ（Koch、1843～1910）が微生物学を医学に活用するようになり、薬では1899年に発見された、アセチールサリチル酸（商品名アスピリン、aspirin）が解熱、鎮痛、消炎の効果があることから非常に発達するようになりました。なお、ペニシリンなどの抗菌剤、抗ウィルス剤も大いに研究、利用されるようになりました。

でも、20世紀半ばからどうしても分析しきれない部分に目がいくようになり、「頭痛」などの症状名で

病気を考えたり、単に1つの症状ではなく、いくつかの症状をまとめて「何々症候群」という1つの病気として考えることも起こってきました。しかし、もし分析することができれば、症候群を分けて原因に基づいた病名が付けられることもあるわけです。

【2　東洋医学の特徴】

　東洋文化史にルネッサンスがなかったように東洋医学にも自然科学の分析が入ってこないままに現代を迎えたので、病気を症状で捉えて治療することが続いているのです。しかし、原因療法よりも生物的、人間的な治療だともいえます。例として漢方薬の話をしましょう。東洋医学に六病という病気の段階で捉える方法があります。太陽病、少陽病、陽明病、太陰病、少陰病、けっちん（厥陰のこと）病で、病気の始まりの状態を「太陽病」といいます。太陽病には葛根湯症と桂枝湯症と麻黄湯症の3つがあり、「症」は症候群を意味します。葛根湯が効く症候群は葛根湯症、桂枝湯が効く症候群は桂枝湯症といいます。

　葛根湯症は、体力があり、炎症性です。痛み、寒気、発熱、頭痛、肩こりを伴います。そして、衣類

をたくさん着たり、懐炉や湯たんぽで暖めても汗を
かきにくいという症状があります。こういった症状
のときに葛根湯（カコナール）が効きます。

　桂枝湯症の場合は、体力があまりありません。寒
気、発熱、頭痛を伴います。そして、暖めると汗を
かきやすいという症状があります。葛根湯症と似て
います。違うのは、体力と汗の部分です。ちなみに、
東洋医学では発熱というのは「体温計が示した高い
数値」だけではなく、「熱っぽい」と患者が訴えてき
た場合にも当てはまると考えます。

　では、葛根湯のなかにはどういう薬が入っている
か。書物や処方者によって少しの差がありアバウト
なものです。大塚敬節著『漢方医学』でみますと、
一日量として葛根８ｇ、つまり葛粉の素、葛の根を
乾したもの、だから風邪を引いたときに葛湯を飲む
のもよい。次に甘草（あまくさと書く）２ｇ、４月
８日のお釈迦様の誕生日にお寺へ行くと飲ませてく
れる甘茶の素です。桂枝３ｇ、これはニッキ、楠木
科の植物の枝葉です。そして芍薬３ｇ、「立てば芍薬、
座れば牡丹」と美人を表するその芍薬、特に山に自
生したものの根がよいとされています。生姜（ひね
生姜）４ｇ、かちかちに乾燥させたものは乾姜とい
って生姜とは使い道が違うのです。それから大棗（な

つめの実を乾燥させたもの）4g、最後に麻黄3gです。この葛根湯を液体にしたのが第一三共製薬の「カコナール」一日90mlで防腐剤と香料が付加されています。

　それに対して桂枝湯に入っている薬は、桂枝4g、甘草2g、芍薬4g、生姜4g、大棗4g、似ていますよね。違いは、葛根湯には葛根と麻黄が入っていることです。

　葛根湯症と桂枝湯症とで症状のうえで違っていたのは「体力」と「汗」の症状の違いでした。それらがこの2つに対応するわけです。

　別な例を挙げますと、葛根湯症に鼻づまりと鼻水が加われば葛根湯のなかに川芎（女葛の根）と辛夷（こぶしのつぼみ）とを入れます。漢方薬名が「葛根湯加川芎、辛夷」となります。また、桂枝湯症に下痢と腹痛が加われば桂枝湯の芍薬を倍に増量して「桂枝加芍薬湯」とします。

　このように、症状に応じて手当てする薬が加わって名前も変わってくるのです。漢方薬は、東洋医学の考え方をよく示しています。人には処方できませんが、自分で使ってみるといろいろなことが解ってきます。ついでに剤形には湯、散、丸などがあり、葛根湯とか、当帰芍薬散とか、桂枝茯苓丸のように

薬の名前に形がついています。湯がもっとも多く、2、3合（4〜500cc）の水に薬を入れ、沸騰させてからとろ火にして半量まで煮詰め、薬を除いて湯を日に3回、食事の間に飲むのが通例です。

　鍼灸手技の場合でも、症状を捉えて治すことを考えます。治療する場所をいくつ刺激するか。刺激の分量、つまり鍼の太さや深さ、動かし方をどう調節するか。灸であれば、もぐさ一つ一つの大きさや硬さ（もぐさのひねり方）や形を考えます。もぐさは小さく、細く、柔らかく、底面積が小さいほど刺激は弱まります。

　手技療法にも撫でる（軽擦または按撫という）、揉む（揉捏）、押す（圧迫）、叩く（叩打や曲手）などたくさんのテクニックがあります。どれを選ぶかということがとても大切になってきます。いずれにしても、体の表面から圧を加えるわけですから、手の当て方によっても違います。たとえば、一般に面積の広い部分は手のひらで撫で、指先だけでは撫でないでしょう。しかし、背中のように広くても特に悪いところが棘突起の周りに限局していれば指先で細かく、力を込めて丁寧に撫でることもあります。

　手技のテクニックに按捏あるいは強擦と呼ばれる

やり方があります。これは揉むのと撫でるのとの合いの子で、強く撫でるといってもいいでしょう。変形性関節症の関節や古い捻挫の後遺症のとき、関節を構成する骨と骨の間に母指や示指や中指の先をぴったり当てて線状でも輪状でも動かすのです。軽いむくみがとれ、組織がゆるみ、すっきりするものです。

　揉むといってもこりが狭いときには手根（手のひらの付け根）や、母指腹よりは母指頭を立てて揉捏したほうが効果的です。肩上部の僧帽筋上部線維をつまむにしても、母指と四指でわしづかみにするよりは母指と示指あるいは示指に中指を加えて筋のなかの細いスジをつまんだほうが症状に合っていることもあります。非常に硬くなった筋肉を叩くときは最初切打のように細かい弱い刺激で表面を解いてから手拳打にして力を深部に到達させることが必要です。押す場合でも500ｇで押すか、1kgで押すか、どのくらい長く、どの方向に押すか、指ではなくヴァイブレーターで振動を交えながら押すかなど、手技の専門家はいろいろなことを考えながらやっているのです。

　鍼にしろ灸にしろ手技にしろ、治療間隔を5日に1回、1週間に1回、10日に1回などという問題も

あります。また、刺激点の選び方として経絡治療という特別な方式をとる人たちもいます。残念ながら、漢方のように葛根湯症や桂枝湯症などの症候群に対しての治療法は定まっていませんが、将来は特定の症候群に対して特定の鍼灸や手技を施すといった「近代東洋医学」が発達することを願っています。21世紀の東洋医学はそうあってほしいと思います。

　過去の偉人の古い書物は一つのヒントであって、我々の今やっている医学の目標ではないと思っています。参考になることはたくさんありますが、過去の人たちに到達することを目標として向かっていくのではありません。
　ただ、とてもよいヒントになることもあります。『黄帝内経』の一つの『霊枢』という書物のなかの「官鍼篇　第七」という章に書いてある内容です。享保3年（1718年、8代将軍吉宗の頃）、本郷正豊が書いた『鍼灸重宝記』にも『霊枢、官鍼篇』の内容が記されています。
　「鍼には長い短いがあり、間違って用いると病気は治らない」。鍼をしないといけない部分を手で揉んだとすれば効果はありません。逆も同じです。
　「病気が浅いところにあるにもかかわらず鍼を深

く入れてしまうと、健全な肉を壊してしまう」。こういったときには、出血を起こして鍼痕（鍼のあと）を残すことがよくあります。

　「病気が深いときに鍼が浅いと、邪気を排除することができなくて病気が悪化する」。つまり、必要なだけの刺激を鍼で与えていないと、いくらやっても病気は治らないのです。充分な刺激を与えなければいけません。

　「体が小さい人、あるいは虚弱な人、子供や老人には強い刺激は与えてはならない」。病状は悪化します。

　「反対に、体が大きいにもかかわらず刺激が少ないと、邪気を除くことができなくて病気は治らないどころかますます激しくなる」。

　これらのことは鍼を例にとっていっていますが、灸にも手技療法にも、もっといえば現代医学に存在する億千の治療にだってこの原則は当てはまると思います。

　『重宝記』にはその先に「撚鍼」の項があります。そこには、鍼を体に入れておく時間が書いてあります。

　「春夏は２４息」、つまり２４呼吸。「秋冬は３６

息」、つまり３６呼吸。春夏の１.５倍、秋冬は刺激を長く与えるわけです。「老人や子供の場合には５、６息」、２４息からいえば約５分の１ほど与えます。

　２４呼吸は約１分半です。春夏は体表循環が良くなりますから、１分半ぐらい鍼を入れておいて循環が変わってきます。私も大学で実験しましたが、１分以内に鍼を抜くとサーモグラフィーや脈波計で調べても変化しません。秋冬は体表循環が悪くなっていますからもう少し長く、２分から２分半ぐらい刺激を与えなければいけません。老人や子供は５分の１ぐらい。このことは、鍼を入れておく時間の目安としたほうがよいということです。ストップウォッチで計ってやりなさいということではありません。目安として考えていただきたいと思います。『重宝記』では季節を基準にしていますが、循環という観点で現代生活を考えてみれば、暖房で暖まっているときや運動後は春夏で、冷房の効いた環境は秋冬で当てはめます。

【３　東洋医学の症状の捉え方】
　東洋の医学は症状を捉えるというお話をしました。

症状を捉える場合、まず最初は全身の状態を「陰陽」という形で病態把握します。これによって、治療の方針を考えます。

「陽」の要素は、「暑がりで薄着を好む」。「頸から上に汗をかきやすい」。「冷たい飲み物を飲みたがる」。「顔は赤っぽい（赤ら顔）」。「目に充血がある」。「舌は普通より赤っぽい」。「脈は早く（数脈）、軽く指を当てただけでも脈を感じる（浮脈）」。「おなかの肋骨弓に沿ったところや心窩部が硬い」。「おしっこの色は濃い」。「便臭が強い」。「体力があって、病気は治りやすい」。「強い刺激にも耐えられる」。

「陰」の傾向は、陽と反対です。「寒がりで、厚着を好む」。「温熱を好む」。「顔色は蒼白い」。「体温は低め」。「頸から腰にかけて冷えがあったり、寒さを感じる」。「手足は自他覚的に冷たい」。「脈は細く（細脈）、ゆっくり（遅脈）して沈んでいる（沈脈、指を強く当てないと感じにくい）」。「体力がない」。「声も小さい」。「便臭が少なく、うさぎの糞のようにころころしている」。「尿の色は薄く、多量あるいは頻尿になる」。「病気がちになったり、病気が治りにくい」。「強い刺激には耐えられない」。

陰か陽かは、全部そろっていないと決まらないわけではなくて、どちらの個々の症状が多いかによっ

て陰傾向か陽傾向かを決めます。脈も「早くて浮いている」あるいは「細くてゆっくりして沈んでいる」という条件を全て満たさなくても、そのうちのどれかが当てはまっていれば陰か陽かを決めることができます。まずは、大ざっぱに症状を捉えます。

　陽の場合であれば、刺激を強くしてもいいわけです。あるいは、刺激の分量や部位もたくさんあっていい。陰の場合は、たくさんの刺激は与えられないわけですから、鍼の数は少なく、手技療法の時間は短く圧も弱く、全体的に刺激を少なめに考えなければなりません。

　陰の人は冷えが特徴だと言いましたが、陰の人だって夏は体が熱くなりますので、想定のなかに入れておいてください。陰と陽は全体的な病態把握です。

　次に、どこにどういう刺激を与えるか。これには、それぞれの場所で病気の状態を捉えなければなりません。最初に、皮膚の変化を捉える必要があります。

　皮膚を触ってみてどこの場所にどんな手触りがあるか。ざらつきがあるか、何か塊があるか。冷えがあるか、熱っぽい箇所があるか。圧を加えて皮下を撫でてみる場合、皮下のざらつきやこりがあるか。それは単独に存在するこりか、骨にくっついている

こりか。特に背中の棘突起を触ってみると、こりが棘突起の先にあったり横にあったりしますのでよく探る必要があります。そこに圧痛や自発痛があるか。垂直に押すだけでなく、圧の方向を変えてみる。突起の横の小さな隙間に圧痛がある場合もあります。そういう細かいところをよく探って診察をする必要があります。それが、鍼灸手技の「症状を捉える」こつです。

【4　鍼、灸、手技の違い】

　ここまでアイデンティティー（共通している部分）の話をしてまいりました。しかし、鍼と灸と手技それぞれで異質の部分だって当然あります。
　まず、灸は温熱ですから、刺激の種類は温度感覚と痛覚となるのが特徴です。灸で施術するとやけどをします。細胞が焼けると火傷蛋白が出てきて、体に吸収されます。これは体にとっては異物ですから、なんとか外に排除しようとします。白血球などの食細胞（物質を自分の体の中に取り込んで無害にする細胞）を増やします。そして、灸をしたところに食細胞がたくさん集まってきます。異物を無毒化するために、食細胞から免疫物質が分解されます。この

物質が異物とくっついて、体外へ排出されます。また、火傷蛋白が体内の様々な箇所を刺激すると何らかのホルモンが分泌されます。

　せんねん灸のような温灸では火傷蛋白はできません。ときどき温灸でやけどを負わせていることがありますが、決して痕のつくようにしてはいけません。そういう意味では光線療法になりますが、赤外線や遠赤外線をかけても灸に近い作用を起こすことがあります。普通衣服の上からかけますが、皮膚表面から直接かけると灸に近くなります。鍼を刺しておいて（置鍼）遠赤外線をかけると竜頭にもぐさを巻き付けたり、容器をかぶせてもぐさを燃やす灸頭鍼と同じになります。

　昔は鍼を暖めて刺すため、鍼を術者の口に含んでいて、そこから出して刺していました。もちろん、衛生学的に不適切です。刃物は暖めると切れ味が良くなることは世間に知られています。

　鍼にしても、体の中に刺しますから当然細胞は破壊されます。表面の上皮細胞から筋膜、筋、骨の表面（骨膜）を通り、骨に当たります。骨の表面まで細胞を破壊する可能性を持っています。灸の組織破壊とは場所が違いますから、できる物質もおそらく違うだろうと思います。このことについてはまだ研

究が行われていません。同じ組織破壊でも鍼と灸でできる物質が違えば、それによって起こってくる体の反応も違うということが解ってくるでしょう。中国で発見されたエンドルフィンというホルモンがあります。これは体の調子がいいときに脳から出てくるホルモンで、大変良いものです。体が楽になって気分も良くなります。鍼をしたときにエンドルフィンが出ることが解り、それが体に良い影響を与える物質であることも解ったのです。

　鍼と手技の違いは、体に加える圧の面積です。全然違いますね。体内に入ってくれば鍼の体積も関係します。手技の場合は体積というほど体内には入ってきません。鍼は骨まで達する一方、圧は体表が一部で、筋や筋膜や骨膜で圧を感じます。鍼と手技には圧の違いがあるのです。

【5　杉山流の鍼の基本20術】
　専門家の方はご存じのとおり、杉山和一が『杉山真伝流』という本を書きました。これは『杉山三部書』よりも詳しい本です。『真伝流』のなかで一番鍼技術に関係のあるところは「杉山流113術」。そのうちで「杉山流18術」という基礎の部分があります。

実はその手前に2つあるのですが、それは基礎に入れていません。でも私は入れるべきだと思います。すると20術になり、113から20を引いて93術は20術のミックスしたものになっているのです。たとえば、雀啄をしたら休むとか、次に屋漏をやってまた雀啄をするなどです。

　これから基礎20術を奥村三策著『古今鍼治類集』の「杉山真伝流手術」の記載を基に説明しましょう。

　1．初専：　弾入を終え、管を抜き、あるいは鍼を刺入後他の術の間でも用いるもので、母指と示指とで竜頭をはさんで行ったり来たり、ひねることです。

　2．次専：　鍼を刺入後、母指と示指とで押手際の鍼体または竜頭をはさんで小さく抜き刺しすることです。初専と次専は術というほどではないから基本手技には入れなかったというのです。確かに次専は次の雀啄の幅の狭いものと考えればよいものです。

　3．雀啄：　鍼をある程度刺入後、鍼体を持ってちょうど雀がついばむようにちょんちょんとつつくのです。上下動の幅と速さは組織の硬さによって異なります。

　4．随鍼：　鍼の刺入にあたって患者の呼気時に

刺し込み、ある深さに達したらとどめ、組織の抵抗をうかがい、吸気時に抜き上げるか、浅いところまで引くことです。呼気（息を吐く）のときは筋肉がゆるむものです。

5．乱鍼： 必要な深さまで鍼を刺入後、ひねりながら鍼先の方向を変えたり、雀啄しながら鍼先の方向を転じる方法です。組織の抵抗を作るためのものです。鍼が動きにくくなれば抜きます。

6．屋漏： 鍼体の長さの3分の1刺入しては振顫あるいは細かく雀啄し、これを3度繰り返せば全部刺入し終わります。抜くときも3分の1ずつ抜いては振顫をかけます。ちょうど屋根から雨漏りがするような形になるため、この名が付けられました。

7．細指管： 切皮後、管を抜かずに管の頭を刺手の示指で100回、200回と叩くか弾入するもので、示指打法と呼ばれるものです。切皮後だけでなく、抵抗のあるところまで刺してから行うこともあり、抵抗をゆるめるのに効果的です。

8．四傍天： 刺鍼を中脘穴に例をとって解説しています。ある深さまで刺し、鍼を皮下まで抜き、次に腎経幽門穴に向けて刺し、また皮下ま

で抜き、次に同じ側の胃経不容に向け刺し、三度皮下まで抜き、反対側の幽門穴に向けて刺し、皮下まで抜き、次にその側の不容に向けて刺す、鍼を抜き去ります。

9．四傍地：　中脘穴を例にとって、まずある程度刺入し、皮下まで抜き、左の肓兪穴に向かって刺し、皮下まで抜き、同側の天枢に向けて刺し、皮下まで抜き、次は右の肓兪に向けて刺し、皮下まで抜き、右の天枢に向けて刺します。

10．四傍人：　中脘穴に例をとり、前の2術と同様、まず左の腹哀穴と梁門穴、ついで右の腹哀穴と梁門穴に向かって鍼先を転じて刺すものです。ここまでの3術は中脘穴以外の穴でこれに似た刺鍼転向を加味した刺し方で使い、組織の抵抗をとるものです。

11．三調：　切皮後、鍼体の長さの3分の1刺入してから押手の圧を強くし、次の3分の1を刺して押手圧を強め、最後の3分の1を刺し押手で圧を加えます。各段階で鍼をとどめておく時間は患者の呼吸2、3回ぐらいとします。これも抵抗をとるのに使います。

12．気行：　鍼を抵抗のあるところまで刺し、刺手の母指と示指とを押手に重ねた位置で鍼体を

刺手の母指と示指代わる代わるぶつけるものです。

13. 三法： 中脘穴を例にとると、必要な深さまで刺入してから皮下まで抜き上げ、ついで左の大横穴に向かって刺し、皮下まで抜き、右の大横穴に向けて刺します。四傍天地人に似たもので、抵抗をとります。

14. 円鍼： 鍼を刺しながら、また抜きながら押手の円に沿って圧を加えます。従って円鍼なのです。これも組織をゆるめるものです。

15. 温鍼： まず必要な深さまで鍼を刺し、そこで押手の母指で圧を加えてとどめ、静かに元に戻し、次に示指で圧を加え、とどめ、元に戻します。ついで押手を少し回転して同じことを繰り返します。効果は前の術と同じです。

16. 暁管： まず鍼体の長さの3分の1刺して管をかぶせて細指管のように弾入します。ついで鍼をさらに3分の1刺して細指管を行い、また最後の3分の1を刺して細指管を行います。抜くときも同じです。

17. 内調管： 鍼を必要な深さまで刺入後、刺手で鍼管を持ち、押手の母指と示指の爪を数回打ちます。これも抵抗をゆるめるものです。

18. 竜頭鍼：　鍼を必要な深さまで刺入後、押手を放し、刺手の示指先で竜頭を数回手前に弾き、ついで刺手の母指で向こうへ弾いてから鍼を抜きます。
19. 気拍管：　鍼を必要な部分まで刺入後、刺手で鍼管をつまんで、鍼の前後や左右から打つように弾きます。回数は適宜で組織がゆるんだと感じたら鍼を抜きます。
20. 熱行：　刺鍼前に刺鍼部を揉んだり弾いたり、手掌で円を描くように押してから鍼を刺入し、しばらくとどめて抜き、その痕を押し揉みます。

　ここまででもあまり整理されていません。113術の104番気龠鍼を以下に解説しましょう。

　押手は平らな円で、切皮後初専をし、それから必要な深さまで刺し、少しとどめ、また初専してゆっくりした雀啄、ついで押手の圧を次第に重くして元に戻します。次に鍼管を持って押手の母指と示指の爪を3回摩擦し、次に爪の周りを3回打ち、さらに押手の円内と円外を細かくつつき、次専し、少しとどめます。また初専し、押手をやや重くし、皮下まで鍼を抜き、また初専し、鍼を抜き、痕をよく揉みます。

　しかし、治療する前から93術を選んで「この患者

のここの部分にはこの術を用いることにしよう」なんていうことは、当の杉山和一本人でさえやれなかったのではないかと思います。つまり結果論であって、「こういう病気のこんな症状のこの場所にこのような組み合わせで施術したら効果があった」という経験の積み重ねでこれらの術ができあがっていったのだと私は考えています。ですから、93術を全部覚えなさいとは言いません。

【6　筆者の基本手技の分類法】
　私は20術を整理し、刺鍼中の手技として次のようにしています。

(1)上下運鍼法
　a．単刺術：　切皮後ただ刺入して抜くもので、硬い抵抗を破らない限り、刺激は強くなく、反応も小さいものです。使い道は大変広いが、全ての治療がこれだけでは困ります。
　b．雀啄術（指動法ともいう）：　杉山流の次専を含めて鍼を抜き刺しするものです。幅や刺激頻度は対象によって違い、組織抵抗が強ければ幅は狭く、頻度は少なく、抵抗が弱ければその逆

になります。抵抗が粘るような感じや非常に硬い場合は抵抗の表面に鍼先を置いて刺手を押手と重ねて鍼と押手共々加圧します。抵抗がとれにくいときはときどき休んではまた雀啄します。振顫術といわれる刺手で鍼をつまみ、上下に細かく振るわせる方法は一種の雀啄に属します。単刺術でとりにくい抵抗に用います。

c．置鍼術（留置術）：　鍼を必要な深さまで刺し、数分から数十分放置するもので、１本ならば押手をしている場合もあり、特に数本刺しておく場合には押手を放すことが多いです。ただし、竜頭の重みで抜けることがありますから時々確認します。また組織内の状態が変われば、数本を全て同じ時間にしなくてもよいのです。杉山流には示指から小指まで４本並べた押手とし各指間の爪根部辺りに１本ずつ、合計３本置鍼するとか１本の鍼の上下、左右２、３cm離して２本あるいは４本、合計３または５本置鍼する方法もあります。また、周りに刺す鍼先を真ん中の鍼先に向けて硬い組織をゆるめる補助とすることもあるものです。刺したままにするという観点からは皮内鍼、円皮鍼、粒鍼（マグレイン）、灸頭鍼も置鍼のうちに入ります。灸頭鍼は竜頭

にもぐさを巻くか、もぐさを乗せる小さい皿を乗せ点火して温灸を兼ねたものです。もぐさの火の代わりに遠赤外線を鍼の上からかけることもできます。置鍼は抵抗を解くだけでなく、抵抗を作るときも使います。

d．間歇術、屋漏術、三調術：　間歇術は必要深度まで刺してから皮下に抜き上げ、とどめて、再び刺します。単刺術を繰り返すことになります。

　　屋漏術と三調術は鍼体の長さの3分の1ずつ刺入、刺抜するものです。

e．随鍼術：　患者の呼吸に基づいて鍼を動かすのが特徴です。

(2) 微振動刺激法

f．示指打法、細指管術、気行術、気拍術、暁管術：　示指打法は必要な深度まで刺し、鍼管を鍼にかぶせ鍼管頭を刺手の示指で叩くか、弾入するもので10回ぐらいやったら抵抗を調べ、まだ硬ければ繰り返します。細指管術ではもっとたくさん叩きます。暁管術は屋漏と細指管をミックスしたものです。

g．管散術：　鍼を使わず鍼管で皮膚にやや痕がつくぐらい押したり、鍼管だけを立ててその頭

を刺手の示指で打ちます。鍉鍼や員鍼といった特別な道具ではなく、鍼管で代用したことになります。

(3) 周囲組織の刺激法

　h．刺鍼転向法、三法術、四傍天術、四傍地術、四傍人術：　いずれも鍼先の方向を変えるものです。

　i．副刺激術、円鍼術、温鍼術、鍼尖転移法：　副刺激術は鍼を刺した周囲を刺手の指や鍼管で押したり叩いたりするもの、円鍼術と温鍼術は押手で圧を加えるものです。

(4) 皮膚、皮下刺激法

　j．鍼尖転移法：　切皮した位置で押手と刺鍼部皮膚とを上下、左右に移動させたり、回したりして皮下を刺激します。体表循環を良くします。

　k．皮膚鍼：　鍼体の鍼先に近い部分を刺手でつまみ、皮膚をつつきます。短い鍼を用い、鍼先は短くしないと刺すたびに痛みます。

(5) 回転運鍼法

　l．旋撚術：　刺鍼後、刺手の母指と示指とで竜頭を右回し、左回し半回転させるもので頻度や回数は雀啄と同じです。組織抵抗が強かったり、抵抗を作るときに使います。

m．回旋術：　竜頭を右または左に１方向にのみ
　　回すもので、抜くときは少し逆回ししてからに
　　します。使い道は旋撚術と同じです。組織が絡
　　みつくことがあって痛みを生じたり、鍼が曲が
　　る恐れがありますから無理に回さないことです。
(6) その他
　　乱鍼術と熱行術の説明は省きます。

【7　刺入度と刺激頻度】
　次に刺入度と刺激頻度について触れましょう。鍼を刺すということは鍼に加えた刺入力が組織抵抗に打ち勝ち組織を押しのけて進むということです。鍼先に伝達される刺手の押す力と鍼の速度とによって定まってきます。鍼の速度は組織抵抗と鍼を押す力との相対的な関係で増減します。組織抵抗は組織表面の硬さや鍼と組織との摩擦として感じられます。もちろん鍼の材質の弾性、鍼先の切れ味、鍼表面の滑らかさが関係しますが、主として鍼の質量すなわち太さが問題になります。鍼が太ければ単位面積当たりの抵抗も増えます。だから抵抗が強いときには細い鍼に替えてみましょう。しかし鍼を細くすると強い刺入力を与えにくくなる裏面もあります。

刺入力が抵抗を大幅に上回ったり抵抗が変化したり、組織抵抗の強い部分と弱い部分とが並列している境界部では鍼がたわんだり、曲がったりします。抵抗の変化とは刺抜速度が速いため機械的刺激となって組織が収縮したり、組織抵抗の強い部分を破って柔らかいところに達したりすることを指しています。抵抗の強い部分と弱い部分とが並んで存在する場合はとかく鍼先が柔らかいほうへ向かい真っ直ぐ入っていないことが多いものです。

　組織抵抗を測定することは現在まだ不可能だからそれを明確に示すことはできませんが、経験的に手応えとして把握できるものです。鍼は細い針金を通して組織抵抗を知りそれに適合する刺激を加えることが鍼の治効に結びつく大切なことです。一般的には強い組織抵抗はゆるめ、弱まった組織抵抗は増強するなどして調整することが治療目標となります。このことが古典でいう「気を散じあるいは気を集め、気を廻らし、気を至らしめる」、「気の過不足を補瀉する」、「気の滞りを除く」などの表現に相当するのでしょう。

　正常でない組織抵抗にはいろいろあります。皮膚そのものが硬い場合、皮膚の直下に抵抗がある場合、皮下数cmに存在する場合、強弱の抵抗が重なり合っ

ている場合、正常でない組織抵抗が骨の表面にのみある場合、また、抵抗の厚みが厚い場合などです。健康とされる場合も鍼を刺してみると正常でない手応えを感じるときがあります。しかも病変や組織変化を示すというものではなく、いわゆる非特異的な反応であることもあります。刺鍼の深さは組織抵抗が主な決定要素となります。

　当然正常な器官であってもそれを構成する細胞組織の種類や分布によって抵抗は異なります。たとえば皮膚組織、筋膜、筋、腱、軟骨、骨、靭帯、関節包、関節軟骨、血管、リンパ節、腹膜、胸膜、各内臓などそれぞれ固有の抵抗を持っており、そのような相違や生理的範囲での変動も治療者の基本的知識、経験に修めておかなければなりません。生理的範囲での変化の例としては安静時の筋、腱と収縮時のそれ、部位により、肢位による関節包の緊張度の相違などがあります。またそれらの組織器官の病的変化たとえば炎症、浮腫、萎縮、拘縮、癒着、硬化（硬く変わる）、角化、石灰化、虚血、弛緩、麻痺、痙縮、連関現象、疲労などによって組織抵抗は変わります。

　そこで筆者の経験から正常でない組織抵抗を分類し若干の解説を加えてみましょう。

　1.　単刺術か数回の雀啄でとれる厚みの薄い抵

抗は軽い病的反応あるいは疲労など生理的現象でも起こります。

2．　1．よりやや厚みと硬さの増した、ぶつかるとぷつっと鍼で何かを破った感触、ときには音もします。これが重なっているとぷつぷつと感じます。病的状態で鍼を動かしているとこの抵抗は消えて抜鍼の目安となります。なかなか抵抗がとれないときは旋撚、回旋、置鍼を行います。刺激頻度は1秒間に2ヘルツ、硬い場合は1ヘルツ以下とします。

3．　1．より厚いもので、つきたての餅に刺したように粘るものです。その表面で手技をやっていると抵抗が減り、深く刺入できます。抵抗がとれたら抜鍼します。抜き去ろうとすると引き込まれる感じがしたり鍼先に粘りを感じる場合もこの分類に入ります。いずれも2．より重い病的状態と思います。旋撚や回旋は鍼を曲げたり痛みを与えたりしやすいものです。これらの抵抗は骨表面に多く、慢性関節リウマチの関節部や蓄膿症、慢性鼻炎の上顎骨体前面、変形性股関節症の大腿骨上端の周囲などにしばしば見られます。

4．　3．と同じ状態なのですが、鍼を抜くとき

だけぎしぎしと摩擦を感じるものです。刺すときにこのような摩擦のあることもあります。摩擦の強いときはゆっくり、摩擦のないときは早く鍼を動かします。つまり、抜くときあればゆっくりし、刺すときなければ早く刺します。慢性炎症で結合組織が増殖したもの、老化した組織に見られます。

5. 軟骨のような抵抗でゴム板に当たって跳ね返る感じの抵抗です。太い鍼を選びがちですが、細めの鍼で抵抗の表面に少しでも刺されば置鍼しながら数秒に１回動かします。無理に鍼を動かすと痛みを起こしたりします。どうしてもとれなければ次回に委ねます。この抵抗は五十肩の肩峰と上腕骨頭間、変形性膝関節症やリウマチの膝蓋骨と脛骨間、椎間板ヘルニアの棘突起間、石灰化した靭帯や滑液包などに見られます。

6. 正常な組織よりも抵抗が少なく、鍼がすうっと入る場合があります。これは筋、特に麻痺筋に見られるものです。この場合は刺激頻度を１秒に３ヘルツ以上とし、雀啄や旋撚の運動を大きくします。それでもまだ抵抗が出てこないときは鍼を太くします。

以上の抵抗には種々の移行型、多種類の抵抗の重なり、たとえば表面はぷつぷつという抵抗でその奥に餅があったり、ゴムがあり、取り除くとその下にまた餅があるといったこともあります。抵抗をとると鍼の響きが強くなることも多いものです。いつまでも1穴の刺激を続けていると鍼の残留感が起こったり、痛みを残す恐れがあります。

【8　鍼、灸、手技の作用】

　杉山流113術のうちの93術に特徴的なのは1術の時間が4、5分と長いことです。これはとても大事なことを意味しています。とかく初心者は、鍼を刺してすぐ抜く単刺術で治療し、効果が上がらないと悩むことがあります。筆者の実験からみると少なくとも1分間は体内にないと循環は変わりません。
　鍼の効果は刺鍼部の循環を変えるだけではなく、皮膚や筋膜や筋や骨膜の知覚神経を介して、体制内臓反射により別なところまで影響が及びます。たとえば、背中を刺激すると胃や腸へ行って状態を改善します。胸部内臓では心臓の自律神経を調整し、気

管支の状態を変えて痰や咳を治めてくれます。この点、鍼だけではなく、灸も体制内臓反射を利用することが治効要素になります。灸は体表には直接作用を及ぼしますが、内臓には無理です。

　鍼と手技とは体表のみならず動脈や静脈やリンパに直接刺激を与え、胃腸など一部の内臓には直接刺激を加えられます。

　刺激の通り道は鍼と手技では皮膚の触圧覚、痛覚、筋膜と骨膜の知覚、筋肉の深部感覚です。それらは脊髄に入り、上へ上がったり、下へ下ったりします。脊髄や脳の中を通る道が伝導路です。痛覚と温度覚と非識別型触圧覚は脊髄視床路といって脊髄から視床へ行きます。識別型触圧覚、体のどこにどういう感じがあるかを知る感覚は脊髄延髄路といって頸椎内の頸髄にゆき、左からの刺激は右へ、右からの刺激は左へ交差して延髄視床路として視床へ行きます。視床は耳の上の奥に左右１つずつあり全身の感覚が集まるところです。筋や腱や関節の感覚が深部感覚ですが、そのうち意識型は触圧覚と同じ道を通り、非意識型は脊髄小脳路によって小脳へ行きます。
　視床からは視床皮質により大脳の知覚中枢へ行って、最後は前頭葉で認識され、知識ともなります。

もちろん、大脳皮質と小脳とも繋がっています。これらの伝導路の途中から全身の思わぬ場所へ伝わっていくこともあります。

　下半身の深部感覚は第1から第3胸髄辺りで脊髄の伝導路に入るので、肩上部や大椎辺りの刺激で下半身からの影響をブロックすることができる可能性を持っています。

　顔は三叉神経が感覚を感じています。素人がよく顔面神経痛といいますが、あれは間違いです。三叉神経は大変くせ者で、中枢は頸髄にあるのです。眉に沿う上眼下縁の刺激はしゃっくりを止めることができます。しゃっくりは頸髄から出る横隔神経に支配される横隔膜の異常な収縮だからです。その根元には三叉神経中枢があります。また頬骨弓の上の「瞳子髎」や「糸竹空」という穴の刺激は心臓に影響を与えることが筑波大学生理学教室が発見しています。狭心症や呼吸がおかしいときに顔の刺激で良くなることがあります。日本の手技療法では頭をやりませんが、もっと頭を活用すべきです。

　自律神経系には交感神経系と副交感神経系とがあり、全身を支配し、交感と副交感はだいたいは反対の作用をし、競り合っています。ですから交感が勝っているときもあれば、副交感が勝っている場合も

あります。また、局所によって他の場所とは違った勝ち方をしていることもあります。たとえば、ある場所では血管拡張になっているのに他の場所では血管収縮になっているといった具合です。

　直接自律神経に刺激を加えることができませんから、体制神経を介して影響を与えるようにせざるを得ません。よく眼球や頚動脈洞を圧迫したり、足底を叩くと心拍が遅くなったり、血圧が下がったりします。前に触れた三叉神経の刺激もこの類に属します。

　筆者の臨床経験からしますと、第4頚椎棘突起の左右は心臓の働きに作用するところです。狭心症の発作があったり、頻脈や不整脈があるとき、鍼刺激あるいは触圧刺激を加えると楽になります。

　交感神経の脊髄内の大きな中枢は第1から第5胸髄内にあり、そのためか第7頚椎側から第3胸椎側辺りを刺激するといろいろな交感または副交感の乱れを調整することができます。不思議と右側のほうにこりができやすく、それをとったり、こりでなくてもその部を刺激すると自律神経の変調が改善されることが多いものです。試してみてください。

【9　『霊枢、官鍼篇』の興味深い記述】

　『霊枢、官鍼篇』にはおもしろいことが書いてあります。

　「病が皮膚の表面に広がっている場合には、鑱鍼という鍼でその邪気を排除する」。鑱鍼というのは、小刀みたいな格好をしていてちょうど皮膚を切るように刺激を与える鍼です。しかし、この刺激は鑱鍼でなくても鍼管でこすっても与えられます。

　「皮膚がもし色が良くなく蒼白になっている場合には鍼をしない」。

　「病が皮膚の下にあって割れ目（筋肉と筋肉の間＝筋間）にあるときは、員鍼という鍼で揉む」。員鍼とは、裁縫に使う留め針のように頭が丸くなっている鍼です。それで揉んだりこすったりするわけです。これも、鍼管を使うことができます。

　「痛みや痺れが経絡にあって頑固な場合には、鋒鍼で瀉血をする」。これは今の我々の法律ではやってはいけないことになっています。鍼灸のリスクとして、「出血させてはいけない」というのがあります。しかし、鍼をしてたまたま血が出たなら、もちろん感染が起こらないように消毒をしなければなりませんが、心配はしないでください。出る必要があった

39

から出たということです。

「経脈に虚して（＝へこんで）いるところがある場合には、鍉鍼でそこを按じて血気を集めよ」。鍉鍼とは、鍼（毫鍼）ほど尖ってはいませんが比較的先が尖っている鍼のことです。代わりに、普通の鍼で刺すほうを上に向け、竜頭のところで押すこともできます。

「急性の痛痺（痛みや痺れ）に対しては、員利鍼または毫鍼を使う」。員利鍼はほとんど毫鍼に近いものです。つまり、私たちの使っている鍼でいいわけです。これで中をゆるめよと書いてあります。中の塊が深いときは長鍼を使いなさいとも書いてあります。当たり前のことですが、寸6で届かなければ2寸や3寸の鍼を使っていいわけです。

「関節にむくみがある場合は、大鍼を使ってその中のむくみをとる」。つまり、穴を空けて関節液を出すということです。これは、私たちの今の免許ではできません。外科でなければ認められません。

以上、『霊枢』のなかに書いてあるこれらのことを、そのまま使うというよりも一つのヒントにして、私たちはこれからの治療を確立していく必要があると思います。

私たちはどこまでも、症状を取り除くことをしま

す。症状を取り除いているうちに、体では自然治癒力が発動します。つまり、止まっているものが動きだしたり、動いているものの力を増してやることによって病気は治っていきます。

　私は、西洋医学でいう「何々病」や「何々症候群」といった病気を鍼灸で治せなくてもいいと思っています。つまり、何らかの症状を私たちのできる範囲で改善していくと、病気が自然と良くなってくる。これが、東洋医学のあり方だと私は考えています。

【10　心構え】

　私たちは「プロ」ですよね。プロというのは「プロフェッション（profession）」の省略です。「プロ（pro）」とは、「前」「先」という意味です。たとえば「プログラム（program）」「プロジェクト（project）」「プロポーズ（propose）」など、「プロ」と付く言葉は「これから先のこと」を言っていますよね。「フェッション」とは、「産む」「産ませる」「悩む」という意味です。

　プロ、つまりプロフェッションの人は、「先を見る」「先を見通す」「先を産んでいく」人なのです。「プロフェッション」すなわち専門家である私たちは、

先を産むために悩み、その末にうまく見通しを立てたら、それに合ったことを実践していく。そうしてプロフェッションとしての力を発揮することができると、私は考えています。

著者略歴

生年月日	昭和6年1月25日
出身地	東京都
昭和23年1月	鍼師、灸師、按摩師、マッサージ師免許取得
昭和26年3月	東京盲学校師範部甲種鍼按科卒業
昭和26年4月	東京教育大学付属盲学校教諭
昭和28年3月	早稲田大学文学部英文科卒業
昭和35年4月	東京教育大学教育学部特設教員養成部盲教育部理療科養成部併任講師
昭和42年5月	理学療法士免許取得
昭和54年9月	医学博士（東京大学）　学位論文「皮下血行動態と経絡経穴現象」
昭和60年9月	筑波大学講師　心身障害学系
昭和61年11月	博報賞、文部大臣奨励賞
平成2年7月	筑波大学助教授　心身障害学系
平成2年7月	日本理療科教員連盟会長
平成4年12月	内閣総理大臣表彰
平成5年4月	筑波大学教授　心身障害学系
平成5年4月	筑波大学理療科教員養成施設施設長併任（平成6年3月退官）
平成6年4月	東洋医学国際研究財団壮榮診療院院長

平成8年3月	壮榮診療院閉院のため退任。以後自宅において「長尾診療院」開設、現在に至る。
平成20年12月	第2回塙保己一賞大賞受賞
平成21年	社会福祉法人ぶどうの木理事、財団法人杉山検校遺徳顕彰会顧問、日本理療科教員連盟顧問、文京区アカデミー推進計画委員

【著者の最近の著書】

『病態で考える体の仕組み』、2006年発行、点字版25,000円（5,000円）。

『発声の話』、2009年発行、点字版2,000円（700円）、墨字版700円＋税、音楽CD版2,000円＋税。

『手技療法の効果』、2009年発行、点字版3,000円（1,400円）、墨字版1,400円＋税、デイジー版（長尾榮一講演集）3,000円＋税。

　※上記の著書は全て、社会福祉法人桜雲会点字出版部より発行されています。（2010年2月1日現在）

　※点字版の括弧内は原本価格です。

鍼灸手技療法のアイデンティティー

定価　本体 1,400 円＋税

2010 年 5 月 10 日　　初版発行

著　　　者	長尾榮一
発行責任者	高橋昌巳
発　行　所	社会福祉法人桜雲会点字出版部

〒169-0075 東京都新宿区高田馬場 4-11-14-102
　TEL・FAX　03-5337-7866
　URL　http://homepage2.nifty.com/ounkai/
　E-MAIL　ounkai@nifty.com
振　　　替　00190-0-129660
ISBN978-4-904611-07-4